DES TUMEURS

HYPERTROPHIQUES & VASCULAIRES

DE L'URÈTHRE

CHEZ LA FEMME

PAR

ÉTIENNE-ALBÉRIC ROMANT

DOCTEUR EN MÉDECINE

EX-INTERNE DES HÔPITAUX DE NIMES

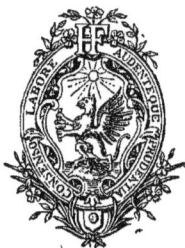

MONTPELLIER

IMPRIMERIE CENTRALE DU MIDI

(HAMELIN FRÈRES)

1882

DES TUMEURS

HYPERTROPHIQUES & VASCULAIRES

DE L'URÈTHRE

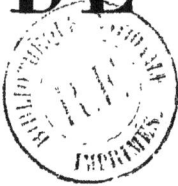

CHEZ LA FEMME

PAR

ÉTIENNE-ALBÉRIC ROMANT

DOCTEUR EN MÉDECINE

EX-INTERNE DES HÔPITAUX DE NIMES

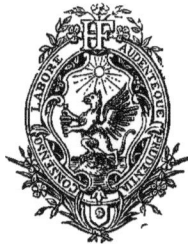

MONTPELLIER

IMPRIMERIE CENTRALE DU MIDI

(Hamelin Frères)

—

1882

AU MEILLEUR DES PÈRES

Trop faible témoignage de reconnaissance.

A LA MEILLEURE DES MÈRES

Je n'oublierai jamais ni ta sollicitude, ni ton dévouement.

A MON GRAND-PÈRE ET A MA GRAND'MÈRE

Témoignage d'affection et de respect.

É.-A. ROMANT.

A MON ONCLE C. ROMANT

NOTAIRE A LAUDUN (GARD

É.—A. ROMANT.

PRÉFACE

L'urèthre est, chez la femme, sujet à des maladies variées, dont l'étude n'est pas encore complète. S'il en est qui n'ont qu'une importance secondaire, comme les déplacements amenés par la distraction de la vessie ou par le développement de tumeurs vaginales, il en est d'autres qui ont un intérêt capital.

Au premier rang de celles-ci, il convient de placer les soi-disant *caroncules* ou, mieux, les *tumeurs vasculaires* ou les *angiomes papillaires* ou *polypiformes*.

Ces tumeurs, généralement placées à l'entrée de l'urèthre, ont une symptomatologie propre et un traitement spécial.

Nous les étudierons donc avec soin, trop heureux si nos Juges veulent bien tenir compte de notre bonne volonté et de nos efforts.

Mais, avant de commencer notre thèse, adressons tous nos remerciements à notre savant maître, le docteur Puech, médecin en chef des hôpitaux de Nimes, qui nous a conseillé ce sujet et a mis à notre disposition toutes ses lumières.

DES TUMEURS

Hypertrophiques et Vasculaires

DE L'URÈTHRE

CHEZ LA FEMME

DESCRIPTION SUCCINCTE DU CANAL DE L'URÈTHRE CHEZ LA FEMME ET DE LA MEMBRANE MUQUEUSE QUI LE TAPISSE. — ANATOMIE.

Quelques considérations sur le canal de l'urèthre féminin, et plus spécialement sur la muqueuse, au point de vue anatomique, nous paraissent avoir ici leur utilité. Nous verrons, en effet, que le siége de prédilection de ces tumeurs est au méat urinaire, généralement à la partie inférieure; que, dans certains cas, un peu rares cependant, les polypes uréthraux résultent de l'hypertrophie des follicules contenus dans l'épaisseur de la muqueuse ; que ces polypes amènent, à la longue, la procidence de la muqueuse et modifient le calibre de l'urèthre.

L'urèthre de la femme est de 2 centimètres et demi à 4 centimètres. Sa largeur est à peu près la même que celle de l'homme : il mesure 7 à 8 millimètres de diamètre. Chez la femme, ce canal est extrêmement dilatable et permet facilement l'exploration avec le doigt.

L'urèthre décrit, dans son trajet, une courbe à concavité antérieure

2

si légère, qu'elle permet l'introduction des instruments droits sans la moindre difficulté.

La cloison uréthro-vaginale est fort épaisse et ne mesure pas moins d'un centimètre ; elle s'amincit un peu en se rapprochant du méat urinaire.

Normalement, en écartant les petites lèvres, on aperçoit le méat urinaire sous la forme d'une très-petite fente. Il est, au contraire, largement ouvert chez les femmes de mœurs dissolues.

Le méat urinaire est la partie la plus étroite du canal, et aussi la moins dilatable.

L'ouverture antérieure de l'urèthre, ou méat urinaire, est située à la partie inférieure du vestibule, sur la ligne médiane, au-dessus d'un petit tubercule qui termine la colonne antérieure du vagin.

La muqueuse uréthrale, naturellement blanche, est très-mince.

Sa surface offre des papilles vasculaires très-petites, disposées en séries linéaires et pouvant occuper une étendue de 1 à 4 centimètres, à partir du méat. Sur la paroi supérieure de l'urèthre, elles seraient disposées en triangle, d'après Jarjavay. Sappey a constaté l'existence des papilles sur toute l'étendue de la muqueuse uréthrale.

Elle contient des glandes en grappe, visibles à l'œil nu, sous forme de points blanchâtres. Elles sont disséminées dans tout le trajet de l'urèthre. Les unes, très-petites, s'ouvrent perpendiculairement à la muqueuse ; les autres, plus volumineuses, ont leur orifice tourné en avant. Ces orifices forment l'entrée des lacunes de Morgagni ou des follicules contenus dans l'épaisseur de la muqueuse de l'urèthre. Dans quelques cas, on a vu les polypes uréthraux résulter d'une hypertrophie de ces follicules.

Indépendamment des glandes parsemées sur le canal de l'urèthre, il en existe un groupe important situé au pourtour du méat, surtout à sa partie inférieure.

La muqueuse uréthrale adhère intimement à la couche musculaire et présente un nombre de plis plus ou moins considérable, qui paraissent augmenter avec l'âge, en quantité et en dimension, et qui s'effacent tous par la distension, sauf un seul, placé à la paroi inférieure de l'urèthre, et qui présente quelque ressemblance avec le *verumontanum.*

La tunique musculaire comprend deux couches : une couche externe striée, formant un sphincter uréthral soumis à la volonté, et une couche interne lisse, ou sphincter uréthral lisse.

L'urèthre de la femme est donc très-contractile.

Toutes ces fibres sont entrecoupées de fibres élastiques, et il en résulte un tissu très-résistant, de couleur jaunâtre. Elles sont, en outre, traversées par des plexus veineux très-riches, qui en font une sorte de tissu caverneux.

Les deux tuniques de l'urèthre sont séparées de telle sorte que la muqueuse glisse facilement sur la musculeuse.

Vaisseaux et Nerfs. — Les artères proviennent des vésicales et d'une branche de la honteuse interne, répondant à la bulbo-uréthrale.

Les veines, très-développées, vont aux plexus veineux et pubiens.

Les lymphatiques volumineux se rendent aux ganglions pelviens.

Les nerfs viennent en partie du honteux interne, en partie du grand sympathique.

BIBLIOGRAPHIE

L'hypertrophie papillaire et les tumeurs vasculaires de l'urèthre ne sont pas connues d'hier. Quelques recherches bibliographiques suffisent pour nous apprendre qu'elles n'ont pas manqué de s'offrir à l'observation des hommes de l'art.

Les anciens appelaient ces tumeurs : fongosités, carnosités ou caroncules.

En 1750, Sharp les a décrites pour la première fois. Il constate que de petites excroissances peuvent amener de violents désordres dans l'urèthre. .

Morgagni, en 1751, mentionne le cas d'une vieille femme chez laquelle on rencontra une excroissance triangulaire à l'orifice externe de l'urèthre. Cette excroissance n'était pas saillante.

En 1768, Hugues parle de la texture molle et spongieuse de ces tumeurs et de la sérosité sanguinolente qu'elles laissent sourdre.

Depuis ces époques reculées, ces différentes lésions ont été étudiées, à l'étranger, par Norman, Warner, Blomfield (*Chirurg. Observ.*, v. II, p. 296), Clarke (*Diseases of females*, v. I, p. 289), Wardrop (*Lancet*, t. XIII, p. 784), Hosack, Rosenmüller, Vögel, Kaldebrand, Drokaska; et, chez nous, par Velpeau, Boyer, Roux, Alphonse Guérin, Thore.

Boyer, dans son *Traité des maladies chirurgicales*, s'exprime ainsi : « Il se développe quelquefois, sur un point du contour du méat urinaire, et plus souvent sur la partie inférieure que dans le reste, une excroissance fongueuse, rouge, saignante, très-douloureuse par le frottement, et quelquefois par le contact de l'urine. Elle est rarement très-volumineuse. »

Velpeau leur donne le nom de *polypes* dans une leçon clinique publiée par Barthez (*Journal hebdomadaire*, 1836). Il y redresse des erreurs qui furent commises au sujet des polypes uréthraux.

En 1855, Verneuil (note lue à la Société de biologie) appelle ces tumeurs du nom de *papillôme*.

En 1858, paraît sur le même sujet une thèse de M. Henry.

En 1860, le docteur Phillips, dans son *Traité des maladies des voies urinaires,* dit quelques mots de ces tumeurs.

En 1862, paraît la thèse de M. Velten.

En 1865, M. Giraldès fait à la Société de biologie une communication du plus haut intérêt sur une forme de polype non décrite jusqu'alors.

Lemoine (thèse de Paris, 1866), subdivise les polypes de l'urèthre en papillaires et en folliculeux. Quelques années plus tard, M. le professeur Richet donnait à ces tumeurs le nom d'*hémorrhoïdes uréthrales.*

En 1869, paraît une thèse de M. Thévenon sur les tumeurs polypiformes de l'urèthre.

Ménetrez (1874) rapporte certains faits observés dans les services de MM. Gosselin, Trélat, Tillaux. Il décrit la méthode de traitement par le galvano-cautère, dont M. Trélat s'est servi avec succès pour détruire les polypes de l'urèthre. Il donne aussi l'analyse faite par Ranvier d'un polype implanté sur la paroi inférieure du méat et obstruant presque complétement l'orifice, chez une femme âgée de quarante à quarante-quatre ans.

Dans la *Gazette de Verrier* (20 juin 1874, pag. 165), nous lisons des notes fort intéressantes sur l'hypertrophie papillaire de l'urèthre.

Le mémoire de M. Hergott, de Nancy (*Annales de gynécologie*, 1874), contient des vues assez importantes sur la question du traitement de ces polypes.

Dans la *Gazette obstétricale* du 20 juin 1874, pag. 167, notre maître, le docteur A. Puech, classe ces tumeurs en polypes douloureux et en polypes indolents ; il apporte ainsi un peu d'ordre dans la description, parfois assez obscure, de ces lésions uréthrales.

Le docteur Lizé, du Mans (*Gazette obstétricale de Paris*, 1874, p. 253), hasarde quelques notes pour servir à l'histoire de l'hypertrophie papillaire et des tumeurs vasculaires de l'urèthre chez la femme.

Parmi ceux qui se sont encore occupés de l'étude de ces polypes, citons :

W. Edis, *on the Treatment of vascular growths of the urethra, without operation.*

A. Bréchot, *des Tumeurs de l'urèthre chez la femme* (thèse de Paris, 1876, n° 96).

E. Garnier-Mouton, *des Tumeurs hyperthropiques et vasculaires de l'urèthre chez la femme* (thèse de Paris, 1876, n° 209 ; *Revue des sciences médicales*, n° 9, p. 660).

A. Rewas-Jackson, *des Tumeurs vasculaires de l'urèthre, avec la description d'un* spéculum *pour faciliter leur extirpation.* (*Transactions of the American Gynec. Soc.*, 1877, p. 567.)

Fr. Winckel, *die Krankheiten der weiblichen Harnrohre und Blase.* (*Handbuch der Frauenkrankheiten*, IX, abschnitt. — Stuttgard, F. Enke, 1877.)

Blum, *les Maladies de l'urèthre féminin.* (*Archives générales de médecine*, 1877, août, p. 129 ; septembre, p. 307.)

Wahl de Battenheim, *die Fungosen Excrescenzen der weiblichen Harnrohre.*

Bayr, *Artzliches Intelligenzblatt*, 1878, n° 41.

En 1878, le docteur Delefosse décrit sommairement ces tumeurs (*Pratique de la chirugie des voies urinaires*).

En 1878, le docteur Sirus Pirondi, professeur de pathologie externe et de médecine opératoire à l'École de médecine de Marseille, s'étend longuement sur les polypes uréthraux, leur étiologie, leur symptomatologie, leur traitement, et relate plusieurs observations assez curieuses sur ces tumeurs. (*Précis théorique et pratique des maladies des voies urinaires.*)

En 1880, le docteur Gérard Delfau, ancien interne des hôpitaux de Paris, reproduit les idées des auteurs au sujet de ces polypes.

Christian Smith (*Précis clinique des affections des voies urinaires,* 1880) ne dit que fort peu de chose de ces productions morbides.

ETIOLOGIE

Les causes qui amènent la production de ces tumeurs sont très-obscures. On constate fréquemment leur existence, sans pouvoir remonter aux causes de leur production et aux circonstances qui ont amené leur développement. Il y a là matière à recherches.

On serait en droit, d'après M. le docteur A. Puech, d'incrimer dans quelques cas une affection catarrhale de la vessie.

Les irritations locales sont autant de causes physiques de ces productions morbides : nous voulons parler de la *blennorrhagie*, de la *malpropreté*.

M. A. Puech a relevé plusieurs observations, dans lesquelles il montre que la blennorrhagie coïncide avec ces tumeurs.

D'après Scanzoni, l'uréthrite chronique en serait la source fréquente.

Observation Ire

(De Velpeau, publiée par Barthez, *Journal hebdomadaire*, 1836, résumée)

Une jeune fille de seize ans et demi entre pour une blennorrhagie et de nombreuses végétations à la vulve.

On constate une tumeur de l'urèthre, en pratiquant une cautérisation.

Observation II

(1878. Dr Sirus Pirondi, de Marseille)

Femme de vingt-sept ans, mariée, bien réglée, mais n'ayant jamais eu d'enfants.

Uréthrite de nature suspecte, qui dura six mois, à l'âge de vingt-cinq ans.

Un an après la cessation de l'écoulement, elle ressent de vives douleurs en urinant, et les dernières gouttes sont parfois mêlées à un peu de sang.

Cet état dure depuis quatre ou cinq mois, lorsqu'on vient nous consulter.

En dilatant un peu le méat avec une petite sonde rigide de femme, j'aperçois à gauche et un peu en arrière du méat, à une profondeur de huit ou dix millimètres, une tumeur de la grosseur et de l'aspect d'une petite fraise.

Traitement. — Ligature avec un fil ciré, et ensuite cautérisation légère de la muqueuse saignante (la tumeur ayant été enlevée) avec le nitrate d'argent.

Observation III

(Schutzenberger, résumée)

Marie H., vingt-trois ans, est atteinte d'une blennorhagie uréthro-vaginale.

Il existe une petite tumeur à l'entrée du méat urinaire.

Traitement. — Ligature.

On admet que la répétition trop fréquente du coït peut engendrer des tumeurs polypiformes. « Le pénis, dit Bavoux (thèse de Strasbourg), exercerait une compression sur la paroi supérieure de l'urèthre, qui repose sur un plan osseux, et donnerait ainsi lieu au développement de ces tumeurs. »

D'après M. le professeur Courty, ce n'est pas le coït normal qu'il faut incriminer, mais tout obstacle au coït. Le coït normal peut augmeter la douleur et le volume de ces tumeurs, mais non produire ces lésions dans le canal de l'urèthre de la femme.

L'étroitesse extrême de la vulve, la persistance infranchissable de de l'hymen, les tentatives brutales de substitution de l'orifice uréthral à l'orifice vaginal, ce sont là autant de causes dont l'influence contribue assurément à la production des polypes uréthraux.

Dans la thèse de M. Lemoine (1866, *des Polypes de l'urèthre chez la femme*), on peut lire une observation fort remarquable, communiquée par M. Huguier, où l'on parle d'une femme qui finit par avouer qu'elle avait fait des tentatives pour substituer l'orifice uréthral à celui du vagin.

Boyer avait à son service, à l'hôpital du Midi, une fille publique d'environ trente-six ans, qui faisait servir l'urèthre au coït.

Nous pouvons encore invoquer comme cause de ces tumeurs la *masturbation*.

On voit souvent le développement du clitoris produit par l'onanisme coïncider avec ces tumeurs hypertrophiques.

Velpeau attribue une certaine influence à la syphilis, se basant sur la fréquence très-grande de ces petites *excroissances* ou *caroncules*, chez les personnes syphilitiques.

Mais le traitement antisyphilitique ne peut souvent absolument rien sur ces tumeurs. Il n'y aurait donc là qu'une simple coïncidence.

Observation IV

(Professeur Schutzenberger)

Marguerite V..., âgée de vingt-deux ans, a été atteinte, au commencement de septembre 1843, d'un écoulement avec douleur très-vive, lors de l'émission de l'urine.

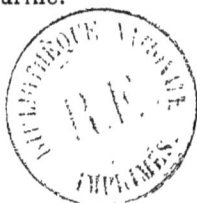

Le 13 septembre 1843, elle entre à la clinique, affectée de chancres et de deux bubons, offrant de plus une tumeur uréthrale....

Le traitement mercuriel guérit les bubons et les chancres, mais n'a pas d'influence sur le polype.

L'opinion qui nous paraît la plus sensée, et à laquelle le plus grand nombre des chirurgiens se rallie, est que ces tumeurs ne sont point de nature syphilitique et qu'elles sont très-souvent provoquées par un eczéma ou quelque cause locale d'irritation.

A dire vrai, on les rencontre très-souvent chez les femmes; mais il est constant aussi qu'il y en a chez de très-jeunes filles dont la vie et la position sociale ne permettent pas la possibilité du moindre soupçon outrageant.

Ajoutons cependant qu'en dehors de son influence spécifique, la syphilis peut également concourir à leur développement, par l'inflammation profonde qu'elle entretient dans les tissus. M. Guérin explique ce fait en disant que les papilles, une fois enflammées, ne tarderont pas à s'hypertrophier.

On a souvent considéré comme point de départ de ces productions anormales :

1° *L'accouchement;*

2° *Les affections utérines;*

3° *L'antéflexion de l'utérus* (antéflexion qui, chez un grand nombre de femmes, est la position presque normale de l'utérus).

Pour la formation de ces tumeurs uréthrales, ces trois états concourent au même but, c'est-à-dire exercent une compression sur les plexus veineux du col de la vessie, et apportent ainsi un retard dans la circulation veineuse uréthrale. Cette stase veineuse favorise le développement de ces polypes.

La menstruation exerce aussi une certaine influence.

Barnes cite des cas de tumeur observés à l'âge critique chez des femmes mariées, époque où se produit une véritable stase veineuse du côté des organes pelviens.

Ceci nous amène à dire un mot de la fréquence de ces tumeurs ; mais, avant, posons le principe suivant : « D'une manière générale, c'est dans la période moyenne de la vie, durant la période d'activité des organes génitaux, que ces tumeurs apparaissent. »

FRÉQUENCE

Presque tous les auteurs assurent que l'on rencontre ces tumeurs surtout chez les jeunes filles de quinze à vingt-cinq ans, car c'est en effet l'époque où se fait le plus grand afflux sanguin du côté des organes pelviens.

« Il me serait impossible de résoudre cette question, dit Voillemier ; en ne consultant que mon expérience, je trouve un résultat très-différent. Sur six malades que j'ai opérées, une seule avait vingt et un ans, les autres avaient plus de vingt-cinq ans, et la plus âgée était une femme de cinquante-deux ans, qui ne voyait plus depuis dix-neuf mois. »

D'après M. Guérin, l'époque moyenne oscille entre vingt-cinq et trente ans.

On a observé (thèse de Larcher) plusieurs fois, chez des jeunes filles de dix à quinze ans, ces sortes de polype.

Giraldès avait à traiter une fillette de trois ans qui était atteinte d'un polype assez volumineux.

Passé l'âge adulte, ces tumeurs sont relativement plus rares.

M. Trélat en a observé un cas chez une femme de soixante-quinze ans, et Dollez (thèse de Paris), chez une femme de soixante-dix ans.

Le docteur Thore (*Gazette des hôpitaux*, 1847) a constaté, chez une femme de quarante-trois ans, une tumeur du volume d'une cerise, spécimen de polype.

ANATOMIE PATHOLOGIQUE. — QUELQUES GÉNÉRALITÉS SUR L'HYPERTROPHIE PAPILLAIRE DE L'URÈTHRE FÉMININ. — TUMEURS VASCULAIRES OU POLYPES DE L'URÈTHRE CHEZ LA FEMME.

Les polypes de l'urèthre sont de petites tumeurs pédiculées ou ses-siles, qui se développent sur la muqueuse uréthrale.

Ils sont ordinairement uniques. Cependant il n'est pas rare d'en rencontrer deux, même trois (Giraldès).

Leur siége est sur tous les points du canal, mais bien plus souvent cependant sur la paroi inférieure que sur la partie supérieure. M. Huguier attribue ce lieu de prédilection à l'hypertrophie fréquente de la petite crête raphéale, dont M. Jarjavay a signalé la grande vascularité.

Ces tumeurs sont généralement petites; néanmoins elles atteignent quelquefois un volume assez considérable. Elles peuvent devenir aussi grosses qu'un œuf de poule. Ordinairement elles ne dépassent pas la grosseur d'une fève ou d'une framboise.

Leur couleur, généralement rouge vif, peut cependant présenter un aspect grisâtre. Leur consistance est molle.

Ces tumeurs sont parfois divisées en plusieurs lobes ou languettes. Tantôt leur surface est granuleuse et fendillée, tantôt au contraire elle est lisse et unie.

Quelquefois, elles sont plus ou moins sphériques ; dans d'autres cas, comme cela se voit surtout chez les femmes grosses, dont les grandes lèvres résistantes compriment la tumeur d'un côté et de l'autre, elles sont plus ou moins allongées et aplaties.

Les polypes uréthraux présentent tous les caractères des *hypertrophies papillaires*.

En considérant la structure anatomique du canal de l'urèthre chez la femme, on ne tarde pas à découvrir sur la paroi inférieure de ce conduit une saillie que présente la muqueuse, saillie qui est susceptible de s'hypertrophier et doit être envisagée comme une lésion à part.

« L'hypertrophie papillaire, dit le docteur H. Blot, se montre habituellement chez les femmes qui ont dépassé cinquante ans. Elle produit des démangeaisons vulvaires irrésistibles et de très-vives douleurs au niveau de l'urèthre... »

Voici, du reste, l'observation de cet habile accoucheur :

Observation V

Une femme de cinquante ans vint me consulter...

En pratiquant le toucher vaginal, je m'aperçus que mon doigt pénétrait sans produire aucune douleur, quand il restait éloigné du méat urinaire ; que la douleur était au contraire très-vive chaque fois que j'appuyais sur la région uréthrale ; qu'elle devenait intolérable quand je pressais le méat urinaire avec le bout du doigt. Je fis bâiller le méat en écartant les tissus voisins, et j'aperçus un peu de rougeur...

En introduisant une pince dans l'urèthre, je pus écarter suffisamment ses parois pour voir de petites *saillies rougeâtres* qui occupaient la partie inférieure de ce canal.

Séance tenante, je fis une cautérisation en introduisant un crayon au nitrate d'argent dans le canal, où je le laissai en place pendant 15 à 20 secondes.

Pendant un quart d'heure, la malade éprouva une vive cuisson. Elle put ensuite monter en voiture et retourner chez elle. Il n'y eut pas de dysurie. Le lendemain, la malade urinait un peu de sang, mais elle souffrait à peine ; le surlendemain, elle se trouvait si bien qu'elle put retourner en province.

Remarque. — Blot n'a jamais observé l'hypertrophie papillaire de l'urèthre chez les jeunes femmes, tandis que le docteur A. Puech l'a constatée chez une fille de vingt-huit ans.

Observation VI (résumée)

(Dr Puech, *Gazette obstétricale* du 20 juin 1874)

Il s'agit d'une fille de vingt-huit ans, de constitution saine, mais délicate.

Le spéculum de l'oreille, introduit par le méat, fit constater, à 5 millimètres du tubercule et sur la paroi inférieure de l'urèthre, des granulations de la grosseur d'une petite tête d'épingle, d'une coloration rouge vif, saignantes et provoquant des douleurs très-vives au moindre contact.

Evidemment, dit M. le docteur Puech, ces granulations étaient la cause réelle des douleurs éprouvées par cette personne ; c'étaient manifestement des papilles hypertrophiées de la muqueuse uréthrale.

La cautérisation avec le nitrate d'argent, faite à deux reprises différentes et à cinq jours d'intervalle, amena une guérison définitive.

M. Verneuil a fait au microscope une étude de ces tumeurs polypeuses qu'il est utile de citer textuellement.

« L'orifice externe du canal de l'urèthre de la femme, dit M. Verneuil, est le siége fréquent d'une production pédiculée, désignée depuis longtemps, dans tous les ouvrages, sous le nom de *polype de l'urèthre.*

» M. Gosselin ayant récemment enlevé une de ces petites productions, j'en fis l'examen anatomique.

» La tumeur est aplatie transversalement ; elle est d'un rouge très-vif, assez molle au toucher. Elle pâlit notablement après la section du pédicule, qui est très-vasculaire. Elle conserve, après l'affaissement, 2 millimètres d'épaisseur sur 1 centimètre à peu près dans sa plus grande dimension.

» La surface est lisse au premier abord ; mais, vue à la loupe, elle est un peu mamelonnée, surtout vers le bord tranchant qui réunit les deux faces latérales.

» Le pédicule, gros comme une petite plume d'oie, se renfle en trois ou quatre lobules plus ou moins isolés, qui, par leur réunion, constituent la masse totale.

» Examinée à un faible grossissement, cette tumeur est facilement reconnue de nature papillaire ; elle est formée par l'agglomération de cylindres juxtaposés et serrés les uns contre les autres, terminés par une extrémité arrondie et adhérente par la base, comme les doigts de la main sur la région métacarpienne.

» Les papilles, larges d'un tiers à un quart de millimètre, portent entre elles des prolongements latéraux beaucoup plus petits.

» La surface externe est recouverte par une couche assez épaisse d'épithélium cylindrique, formée de cellules petites, munies d'un noyau, assez intimement soudées entre elles.

» Ces cellules sont disposées perpendiculairement à la surface de la papille, comme les poils du velours, ce qui donne à la papille une certaine élégance. Le corps de la papille est parcouru par un très-grand nombre de vaisseaux capillaires, dont les anses, remplies de sang, sont la cause de la coloration très-intense du tissu.

» Ces capillaires, entre-croisés en divers sens, sont larges, à parois minces, et çà et là un peu dilatés ; ils atteignent le voisinage de la surface, c'est-à-dire qu'ils ne sont séparés du revêtement épithélial que par une mince épaisseur du tissu de la papille.

» Ce tissu lui-même, difficile à observer à cause des vaisseaux, présente une apparence fibroïde très-peu dense, du liquide et de la matière amorphe abreuvant en abondance les mailles lâches de la trame : ce qui explique l'affaissement et la réduction de la tumeur à un très-petit volume par la dessiccation.

» En résumé, les polypes de l'urèthre chez la femme me paraissent devoir être anatomiquement rangés dans la classe des hypertrophies papillaires et dans la variété si remarquable par le grand développement des vaisseaux. La forme pédiculée, si commune dans ces altérations, vient confirmer cette opinion et rapprocher la lésion qui nous occupe des végétations papillaires, si fréquentes à la région génitale externe dans les deux sexes.

» Ce fait vient compléter la série des altérations de ce genre qui s'observent sur toutes les muqueuses garnies de papilles.

» Les polypes de l'urèthre de la femme se rangent donc à côté des verrues, des condylomes, des végétations du prépuce, du gland, de la marge de l'anus, |de certaines tumeurs pédiculées de la langue, des lèvres, des narines, de la conjonctive (granulations palpébrales), du vagin, de l'intérieur du col de l'utérus, des gencives, etc., en un mot des hypertrophies papillaires, si communes, si analogues. »

M. Ranvier a fait, lui aussi, l'examen microscopique d'une tumeur uréthrale, dite *maligne*, qui s'était développée aux dépens du tissu conjonctif sous-muqueux. La tumeur a été durcie dans l'alcool, puis placée dans le carmin une demi-minute.

Après un lavage dans l'eau distillée, la tumeur fut examinée dans le mélange suivant :

$$\text{Glycérine . . . . . . 100 grammes.}$$
$$\text{Acide formique. . . . 1 — .}$$

M. Ranvier trouva au microscope que la tumeur n'était autre chose qu'un polype muqueux, papillaire, dont le développement se fait surtout au point d'implantation.

« A un faible grossissement (30 diamètres), dit M. Ranvier, on voit à la périphérie une couche épithéliale colorée en rose, épaisse et sinueuse, qui limite des papilles de forme variée.

» Le corps de ces papilles et le centre de la tumeur, avec lequel elles se confondent par la base, sont constitués par du tissu muqueux, avec un grossissement de 400 diamètres. L'épithélium, partout pavimenteux, stratifié, est disposé en couches lamelleuses à la surface et au sommet de la tumeur ; tandis que, vers la partie moyenne et le point d'implantation, au lieu d'être lamelleuses, elles sont vésiculeuses et remplies de matières muqueuses.

» Le tissu muqueux des papilles et le centre de la tumeur contiennent des cellules lymphatiques et des vaisseaux conifères en travers et en long, complétement organisés vers le sommet de la tumeur et embryonnaires à la base. »

Un second examen de cette tumeur fut pratiqué, car il y eut plusieurs opérations. On obtint le résultat suivant :

« Stroma fibreux, riche en cellules embryonnaires et en vaisseaux sanguins. Il possède à la surface des papilles de forme et d'étendue variables, dont quelques-unes sont volumineuses. »

D'après Giraldès, les polypes uréthraux résulteraient, dans quelques cas, d'une hypertrophie des follicules contenus dans l'épaisseur de la muqueuse de l'urèthre.

Ces-polypes se rapprocheraient ainsi des polypes nasaux.

Selon Giraldès, ils prendraient naissance consécutivement à la rétention dans leur intérieur du liquide sécrété par les follicules. Ceux-ci, sous l'influence de cette rétention, se distendraient dans l'espace sous-muqueux et resteraient logés dans la dilatation de la muqueuse, jusqu'à ce que, devenus trop volumineux, ils fissent leur apparition dans la cavité uréthrale, pour s'étendre plus ou moins loin, suivant leur développement.

La production morbide serait une matière transparente, gélatineuse, qui, contrôlée par l'examen microscopique, est bien reconnue être due à une hypergenèse des follicules de la muqueuse.

L'analyse microscopique faite par Verneuil, analyse que nous avons reproduite plus haut, nous démontre combien les papilles hypertrophiées sont vasculaires. La vascularité de ces papilles est un fait parfaitement reconnu; mais un point douteux est la présence de l'*élément nerveux* chez elles.

On admettait autrefois que toutes les papilles étaient nerveuses. On a démontré aussi qu'il y en avait dont la substance était composée à la fois de nerfs et de vaisseaux.

D'après MM. Ollier et Robin, les papilles vasculaires peuvent seules s'hypertrophier, et le microscope n'a pu assurer jusqu'ici que l'existence de papilles vasculaires.

Ainsi M. Norman a donné l'examen microscopique d'une de ces tumeurs d'après M. Quekett : « Une coupe mince, dit-il, fut examinée au microscope, à un grossissement de deux cents fois, et j'y ai constaté la structure de l'épiderme. Une coupe verticale nous a montré des papilles de dimensions variables, très-vasculaires et enveloppées d'une couche épidermique. Cette couche et les papilles constituaient toute la tumeur.

» Les papilles, sans aucun doute, contenaient des nerfs aussi bien que des vaisseaux, quoique le microscope ne nous les ait pas révélés.» (*Edimb. Monthly Journal,* vol. IX, p. 804.)

Malgré cet arrêt prononcé par le microscope, il est cependant permis d'admettre que la sensibilité extrêmement vive de certaines papilles hypertrophiées explique bien l'existence de l'élément nerveux.

On pourrait donc, comme le fait M. Alphonse Guérin, diviser les tumeurs vasculaires de l'urèthre, chez la femme, en deux espèces distinctes, l'une qui comprendrait les *polypes indolents*, et l'autre les *polypes douloureux*.

Nous adopterons cette division, et, dans la symptomatologie de ces tumeurs, nous décrirons d'abord tous les symptômes généraux qui caractérisent leur présence, puis les symptômes particuliers qui se rapportent aux *polypes indolents* et aux *polypes douloureux*.

SYMPTOMES

1. Symptômes généraux des polypes

Les premiers symptômes de cette affection sont peu apparents.

Ce sont : une déviation dans le jet des urines et quelques cuissons au moment de l'excrétion urinaire. En général, les malades attribuent ces légers accidents à un échauffement dans les parties, et s'en inquiètent peu. Mais, au bout d'un temps quelquefois assez long, il faut qu'à chaque instant la malade se mette sur le vase pour rendre quelques gouttes d'urine avec les douleurs les plus aiguës.

Le sommeil est troublé d'une façon marquée, et la malade, inquiète, tourmentée par ces épreintes vésicales incessantes, se décourage profondément.

Il arrive, plus tard, que le besoin d'uriner n'est satisfait que trois ou quatre fois toutes les 24 heures, mais à chaque fois la miction est atrocement douloureuse. Au moment du passage de l'urine dans l'urèthre, la malade éprouve une sensation analogue à celle que produirait un fer rouge. La douleur est telle, parfois, que la patiente tomberait à la renverse si elle ne prenait un point d'appui.

Après chaque miction et quelques minutes après, il y a un calme complet, une sensation de bien-être relatif; mais, au fur et à mesure que les urines s'accumulent dans la vessie, il survient par intervalle des douleurs aiguës et courtes, quelquefois de véritables élancements, d'autres fois enfin des démangeaisons presque incessantes: tous symptômes qui disparaissent avec l'expulsion des urines, pour se reproduire quelques heures plus tard.

. L'urine expulsée est tantôt claire et naturelle, tantôt trouble et nuageuse.

Quelques femmes éprouvent des douleurs dans les aines et les lombes, des pesanteurs dans le bassin et sur la partie antérieure des cuisses.

Les malades perdent souvent, avec leurs urines, quelques gouttes de sang. En d'autres circonstances, un écoulement sanguin apparaît après un frottement ou un attouchement quelconque. Ce dernier phénomène est fréquemment signalé dans les observations. Pour ne pas supposer que cette légère hémorrhagie est le résultat d'une lésion utérine, il est évidemment indispensable de s'assurer que ce sang vien du canal de l'urèthre.

Mais le symptôme important des polypes uréthraux, symptôme presque toujours remarqué, c'est la *douleur*. Le moindre attouchement ou le simple rapprochement des cuisses est parfois la cause de souffrances insupportables, qui arrachent des cris aux malades. Cette douleur, qui est surtout vive pendant le coït, finit par rendre cet acte insupportable aux femmes qui sont atteintes de cette maladie. Cette hyperesthésie est quelquefois telle, que même pendant l'administration du chloroforme, on a vu la sensibilité du polype persister, alors que la sensibilité cutanée du corps tout entier était éteinte.

Un symptôme peu connu, et que M. le Dr A. Puech a observé deux fois, est l'*hyperesthésie vulvaire*. « Chez une de nos malades, dit M. Puech, cette hyperesthésie était telle, qu'elle rendait impossible la marche la plus courte et ne permettait pas même à la pauvre femme de s'asseoir. »

Nous allons, du reste, citer plusieurs observations où nous verrons bien mieux décrits les divers symptômes de ces tumeurs polypiformes.

Observation VII

Communiquée par un de nos amis, M. Favardin, ancien externe des hôpitaux de Paris (année 1881).

Louise G..., âgée de vingt ans, anémique, mais assez bien réglée, entre à l'hôpital St-Antoine vers la fin de juin 1881, dans le service du docteur Perrier, salle Ste-Marguerite, lit n° 3.

La malade se plaint de douleurs vives en urinant : c'est une cuisson très-forte, siégeant principalement au niveau de l'orifice uréthral. Elle s'est aperçue, de plus, que le jet de l'urine se produit d'une façon moins régulière. Ses urines ne renferment pas de sang. Pas d'antécédents syphilitiques.

A l'examen, l'ouverture du canal paraît rouge et saillante. C'est qu'en effet, il y a là un polype framboisé, légèrement douloureux à la pression et saignant au moindre contact. Ce polype circonscrit exactement le pourtour du méat urinaire. L'urèthre est parfaitement libre.

Traitement. — Le traitement fut des plus simples. On excisa le po-

lype avec des ciseaux courbes. L'excision fut suivie d'un léger écoulement de sang. Puis on cautérisa très-superficiellement, avec le thermo-
cautère, le point d'implantation.

Quinze jours après, la malade quittait l'hôpital. M. Favardin a revu
cette femme au mois de mars 1882, à Paris. Pas de récidive.

Observation VIII

(Gazette obstétricale du 20 juin 1874. — Dr Puech, médecin en chef des hôpitaux de
Nîmes). — Polype de l'urèthre constaté par M. Puech et survenu chez une femme à la
suite d'un premier accouchement. — Ligature. — Guérison rapide.

... Le 21 août dernier, une femme de vingt-deux ans, menstruée
depuis sa onzième année et toujours avec régularité, vint me trouver
à l'heure de la consultation pour une sensation de gêne et de douleur
ressentie au moment de la miction.

D'après ce qu'elle raconte, le commencement de cette gêne se serait
montré, il y a deux mois et demi, à la suite de son premier accouchement. Celui-ci a été cependant naturel et assez rapide, puisque, d'après
son expression, *cinq heures ont fait l'affaire.* On ne saurait donc incriminer une pression prolongée de la tête sur l'urèthre, mais un détail
fourni peu après par la malade a, au contraire, une extrême importance. A la suite de la parturition, elle est restée plus de vingt-quatre
heures sans pouvoir uriner, et elle n'a pu y parvenir qu'après des efforts
prolongés. A s'en rapporter à son récit, la sortie de l'urine aurait été
précédée par une sorte de déchirement et une sensation analogue à
celle qu'amène le déplacement d'un obstacle. Elle n'a pu cependant
préciser s'il a existé en même temps un petit écoulement de sang.

Depuis ce moment, la rétention d'urine n'a plus reparu; mais, depuis, la miction s'est accompagnée d'une gêne particulière et d'une
douleur vague qui lui avaient été jusqu'alors inconnues. La sage-
femme l'a bercée de l'espoir que cet état céderait bientôt; mais, comme
les jours se suivaient sans amener d'amélioration, elle s'est décidée à
venir nous consulter.

Les organes génitaux sont parfaitement sains, tandis que l'urèthre, au niveau du méat, est en partie oblitéré par une petite tumeur constituée par un tissu rouge foncé, de consistance molle et comme gélatineuse. Cette tumeur, à extrémité arrondie, du volume d'une petite alize, est complétement insensible au toucher et au frottement. Elle est suivie d'un court et mince pédicule, qui vient s'insérer à environ 4 millimètres du méat, sur la paroi postérieure de l'urèthre.

A raison de la minceur du pédicule, je proposai d'en faire l'excision. Sur son refus, je me bornai à lier le pédicule, tout près de son point d'implantation, avec un petit fil de soie.

Le polype tomba sans accidents le cinquième jour. Je cautérisai avec soin le fragment restant du pédicule. La gêne et la douleur ont totalement disparu. La guérison s'est parfaitement maintenue, ainsi que je m'en suis assuré le 31 janvier 1874.

(M. Puech fait remarquer que si, dans les observations antérieurement publiées, la gêne de la miction a précédé, pendant un intervalle de temps plus ou moins long, l'apparition du polype, il n'en a rien été dans celle-ci.)

Observation IX

(Personnelle)

(Service du Dr Tribes, chirurgien en chef des hôpitaux de Nimes; année 1881)

Marie M... entre à l'hôpital de Nimes, le 12 septembre 1881, salle Sainte-Marie, n° 13.

Cette femme est mariée. Age, vingt-quatre ans. Mauvaise constitution; néanmoins bien réglée.

Elle accuse depuis trois mois une douleur très-vive en urinant, douleur presque continuelle, car elle a une incontinence d'urine.

La première idée de M. le docteur Tribes fut d'examiner l'urèthre, pour se rendre compte d'abord de l'incontinence d'urine, puis de l'état de l'urèthre (M. Tribes supposait que cette malade, fort misérable, simulait cette incontinence pour se faire recevoir à l'hôpital de Nimes).

Quelle ne fut pas sa surprise, en introduisant un stylet boutonné dans le canal de l'urèthre, de sentir uh obstacle. Le spéculum de l'oreille fut placé aussitôt dans l'urèthre, et M. Tribes, fort étonné, nous montra une tumeur de la grosseur d'une noisette, dont le pédicule s'implantait à deux centimètres et demi du méat, sur le côté gauche de l'urèthre. Cette tumeur était assez sensible et saignait facilement : c'était un polype de l'urèthre. Le calibre de l'urèthre était très-notablement modifié, c'est-à-dire dilaté.

Traitement. —Excision avec des ciseaux courbes, le 5 octobre 1881; ensuite cautérisation avec le nitrate d'argent.

Chose fort remarquable, deux jours après l'opération, l'incontinence d'urine avait disparu. Plus de douleur. Cette femme est sortie guérie le 22 octobre 1881.

Nous l'avons revue cette année aux environs de Pâques. Pas de récidive.

Remarque. — Cette observation nous prouve que la présence d'une tumeur polypiforme dans le canal de l'urèthre peut entraîner la dilatation de ce conduit et amener une incontinence d'urine.

Le côté intéressant de cette observation est la guérison de l'incontinence d'urine après l'opération, alors que, dans plusieurs observations que nous avons lues, nous voyons bien souvent persister l'incontinence après l'excision du polype.

Observation X

Granulations fongueuses du méat urinaire, saignant au contact de la sonde. — Deux cautérisations au nitrate d'argent. — Guérison complète. (Observation communiquée par M. le Dr A. Puech, médecin en chef de l'Hôtel-Dieu de Nimes.)

Mme F..., demeurant à Nimes, rue de la Vierge, n° 37, est une femme de soixante-quatre ans, d'un assez gros embonpoint et d'une constitution robuste. A l'inverse de son mari, que je vois souvent pour une bronchite chronique, elle est rarement malade et a eu seulement, il y a quelques années, une pleuro-pneumonie du côté droit, dont la guérison nécessita l'application de plusieurs vésicatoires. A la suite du quatrième, qui avait été cependant recouvert d'un papier huilé et laissé peu de temps sur la peau, il se déclara une cystite cantharidienne assez violente et surtout très-tenace.

Il y a un mois environ, c'est-à-dire plus de cinq ans plus tard, elle est prise, sans causes connues, de douleurs qui lui rappellent sa cystite. Croyant à une irritation de la vessie, elle se met à un régime rafraîchissant, fait des frictions camphrées, s'applique des cataplasmes; mais, nonobstant, la dysurie va croissant et, de guerre lasse, elle vient me consulter le 4 janvier 1882.

Elle se croit sérieusement malade, et, par dessus-tout, elle est profondément énervée par l'insomnie. Dans ces derniers temps, elle est obligée de se lever dix à douze fois par nuit, et chaque fois elle éprouve des douleurs atroces pour rendre quelques gouttes d'urine.

En présence de tels symptômes, le diagnostic ne me paraît pas douteux. Aussi je réclame l'examen immédiat de l'urèthre, sûr d'y trouver l'explication des troubles accusés.

La vulve est saine ; quant au méat uréthral, il est oblitéré en partie par trois granulations fongueuses, rouge vif, de la grosseur d'une lentille, très-douloureuses au toucher et saignant au contact de la sonde, dont l'introduction n'est douloureuse qu'au méat. Au delà, le reste est vide, ainsi que la vessie.

Deux cautérisations au nitrate d'argent, faites à cinq jours d'intervalle, ont amené la disparition du ténesme et la sensation de brûlure causée par le passage des urines.

J'ai revu cette personne le 30 vril 1882 ; elle se trouvait en parfaite santé, et elle ne regrettait qu'une chose, c'était de ne pas avoir recouru plus tôt à mes soins.

Observation XI

Granulations polypiformes de l'urèthre, ayant succédé à une atteinte de blennorrhagie. — Ligature et résection du polype avec un fil de soie ; cautérisations répétées du méat. — Guérison radicale. (Observation inédite, communiquée par M. le docteur A. Puech.)

Madame M..., âgée de soixante-trois ans, demeurant à Nimes, rue Flamande, nᵇ 7, est une veuve à cheveux noirs de jais. Elle est d'une assez bonne constitution. Pourtant, dans l'espace de trois ans, elle a réclamé mes soins pour deux érisypèles de la face.

Le 12 janvier 1882, elle vient à mon cabinet, se plaignant d'envies fréquentes d'uriner et de douleurs intolérables chaque fois que la miction s'effectue. La sensation de brûlure est telle, qu'elle est obligée de prendre un point d'appui. C'est seulement depuis quinze jours qu'elle souffre ainsi ; mais depuis assez longtemps elle avait constaté que l'émission des urines se faisait avec difficulté. Elle en fait même remonter le début à un écoulement blennorrhagique qui lui aurait été communiqué par son mari, il y a environ sept à huit ans, et dont, assure-t-elle, elle n'aurait jamais été complétement guérie.

Quoi qu'il en soit de cette donnée étiologique, dont je ne suis pas en mesure d'apprécier la valeur, mais qui me paraît avoir quelque fondement, l'examen du méat uréthral me fait constater l'état pathologique suivant, dont je regrette de ne pas avoir pris le dessin, car il est assurément unique en son genre. Comme dans les cas analogues, le pourtour inférieur du méat uréthral est tapissé de petites granulations rouge vif ; mais il en part une production polypiforme ayant de 8 à 10 millim. de longueur, et formée d'un tissu dont la rougeur accusée contraste avec la teinte de la muqueuse vaginale. Je propose à la malade d'en faire la section immédiate ; mais, quoiqu'elle souffre atrocement, elle est d'une pusillanimité telle, que je suis obligé d'accéder à son avis et de renvoyer au lendemain cette petite opération.

Tout en étant mieux disposée, elle ne veut pas entendre parler de ciseaux. En conséquence, je place une ligature avec un fil de soie sur la production polypiforme, et, grâce à la friabilité des tissus, j'en obtiens assez aisément la section. Une fois débarrassé de cette production, qui a quelque analogie avec la feuille des fougères, j'introduis le cathéter dans l'urèthre et explore soigneusement ce canal ainsi que la vessie. Contrairement à mes prévisions, il n'y a pas le moindre rétrécissement ni la moindre altération dans la cavité vésicale. Toutes les lésions se bornent au pourtour du méat, qui est cautérisé fortement au nitrate d'argent.

Cinq jours plus tard, lorsque je revois la malade, je la trouve complétement débarrassée de ces atroces douleurs. Elle est même tellement bien, qu'elle se prête plutôt par complaisance que par nécessité à une seconde cautérisation.

Par excès de précaution, j'ai visité cette personne le 5 mai, et, me suis assuré *de visu* qu'il n'y avait pas la moindre trace de granulations. Quant aux douleurs, il va de soi qu'elles ont complétement cédé depuis la première cautérisation au nitrate d'argent.

Observation XII

Tumeur vasculaire à l'entrée de l'urèthre, amenant, chez une femme anémiée et nervosique, des troubles de la miction. — Amélioration par la cautérisation avec l'acide chromique. (Observ. communiquée par le docteur A. Puech.)

Le 30 décembre 1881, est entrée à l'Hôtel-Dieu de Nîmes (salle Sainte-Marie, nº 5) une femme de soixante-trois ans, profondément anémiée, qui entre autres troubles morbides accuse de fréquentes envies d'uriner. A l'en croire, elle passe tout son temps sur le vase, et, la nuit, elle est très-souvent réveillée par la nécessité impérieuse dans laquelle elle se trouve de se lever presque à chaque instant. Quoique ces troubles de la miction s'observent assez communément chez les nervosiques et cèdent quelquefois à l'action de la belladone, il convenait au préalable de rechercher s'ils ne dépendaient pas de quelque cause organique. En conséquence, on se borna à prescrire des toniques à cette malade, et, dès que son état le permit, on procéda à l'examen des organes génito-urinaires.

Cet examen fit constater : 1° *une chute du vagin avec une légère cystocèle* ; 2° *une tumeur* siégeant dans la paroi postérieure de l'urèthre, ayant un centimètre de longueur, 4 à 5 millimètres de hauteur, et maintenant écartées et béantes les lèvres du méat uréthral, qu'elle dépassait légèrement. Cette tumeur, recouverte par la muqueuse uréthrale, ne présentait point l'aspect des granulations ou caroncules fongueuses ; elle ne saignait pas au toucher, et cependant le contact du cathéter y provoquait une douleur des plus vives. Concurremment il existait de l'hypéresthésie dans les tissus voisins ; circonstance qui nous paraît devoir être expliquée, d'une part, par l'excessive pusillanimité du sujet ; de l'autre, par l'état de profonde anémie dans lequel se trouvait la malade.

Ce cas, bien qu'extrêmement complexe, ne me parut pas en dehors des ressources de l'art. S'il était difficile de faire la part de chacun des agents morbides à l'endroit du trouble de la fonction urinaire, il ne paraissait en aucune façon déplacé d'accorder une sérieuse influence à la présence de la tumeur située au méat uréthral. A l'appui de cette manière de voir, on pouvait citer un cas observé en 1877, dans lequel l'enlèvement d'une tumeur semblable avait été suivi d'une guérison complète. A raison de l'étendue de la tumeur, c'est ce qu'il semblait rationnel de faire ; mais l'état d'affaissement dans lequel se trouvait la malade obligeait d'ajourner cette petite opération et d'en remettre l'exécution au moment où elle aurait récupéré quelques forces.

En attendant, on prescrivit 1 gramme de bromure de potassium dans 30 grammes de sirop d'écorce d'oranges amères, et on continua l'usage du vin de quinquina. Quant à l'état local, on tente, sans grand espoir, de le modifier par de légères cautérisations, faites tous les dix jours, au nitrate d'argent.

Après deux mois d'un semblable traitement, on constate que, si l'état général s'est sensiblement modifié, il n'en a pas été de même en ce qui concerne le trouble des urines. La malade continue à se lever douze à quinze fois par nuit, pour rendre des urines claires et médiocrement abondantes. On propose alors l'extirpation de la tumeur; mais, comme la malade s'y refuse, on attaque la tumeur avec l'*acide chromique*, en employant les précautions usitées en pareil cas. A l'aide d'un petit spéculum, on écarte les parois de l'urèthre, et, après avoir mis à nu la tumeur dans toute son étendue, on la touche avec un tampon imbibé d'acide chromique.

Ces cautérisations, répétées à trois reprises, amènent, avec la destruction de la tumeur, une amélioration marquée dans les troubles de l'excrétion. Lorsque, le 30 avril dernier, j'ai quitté le service, la malade se levait moins souvent. Sans doute, jusqu'à minuit, elle était encore obligée d'uriner toutes les heures ; mais du moins la seconde partie de la nuit se passait dans le repos le plus absolu. Il y a lieu d'espérer que cette amélioration se maintiendra et se complétera même.

2° Symptômes particuliers des polypes

Étudions maintenant les symptômes particuliers qui se rapportent aux polypes indolents et aux polypes douloureux.

Iʳᵉ CATÉGORIE. — *Polypes indolents*

Les polypes indolents naissent tout près du méat urinaire, sur la muqueuse de l'urèthre. D'abord à peine visibles, ils augmentent graduellement, et paraissent sous la forme d'une excroissance charnue, d'un rouge violacé, saignant facilement, de consistance molle. Si cette masse de chair est très-petite, elle est sessile; mais, si elle acquiert un volume notable, elle est alors supportée par un pédicule qui s'amincit et s'allonge en proportion du développement de la tumeur. Quand ces polypes sont assez gros pour oblitérer une partie du canal de l'urèthre, ils apportent obstacle à l'émission de l'urine, et sont une cause permanente de gêne et quelquefois de souffrance. Le *toucher* n'y provoque pas de *sensation douloureuse*.

Observation XIII

(Docteur Puech. — Citée plus haut avec tous les détails)

Le 21 août dernier, une femme de vingt-deux ans, menstruée depuis sa onzième année et toujours régulièrement, accuse une sensation de gêne et de douleur ressentie au moment de l'excrétion urinaire. Le commencement de cette gêne se serait montré, il y a deux mois et demi, à la suite de son premier accouchement; il ne serait pas le résultat de la pression de la tête du fœtus sur l'urèthre, mais bien d'une rétention d'urine, qui a nécessité des efforts prolongés pour être vaincue.

L'examen des organes génitaux apprend ce qui suit au Dr Puech : l'urèthre, au niveau du méat, est en partie oblitéré par une petite tumeur d'un tissu rouge foncé, de consistance molle et comme gélatineuse. Cette tumeur, à extrémité arrondie, du volume d'une petite alize, *est complétement insensible au toucher et au frottement*. Elle est suivie d'un court et mince pédicule, qui s'insère à 4 millimètres environ du méat, sur la paroi postérieure de l'urèthre. La ligature du pédicule avec un fil de soie et la cautérisation subséquente du fragment restant du pédicule amenèrent la guérison. (*Gazette obstétricale* du 20 juin 1874.)

Velpeau, en 1839, cite le cas d'une femme affectée d'un polype de l'urèthre ayant la grosseur d'une noisette. Cette tumeur vasculaire, rouge, molle, indolore, proéminait au dehors du canal et s'implantait à 4 lignes du méat. C'était évidemment un exemple de polype indolent.

Enfin le Dr Thore (*Gazette des hôpitaux,* 1847) relate un fait identique à celui de Velpeau : tumeur du volume d'une cerise, vasculaire, molle, violacée, saignant avec facilité, ayant son implantation à 8 ou 9 millimètres de profondeur dans l'urèthre. C'est encore un spécimen de *polype indolent*. La malade de Thore avait quarante-trois ans.

IIe Catégorie. — *Polypes douloureux*

Ces polypes, d'un rouge vif, non violacé, ne saignent pas au simple tact ou même au frottement. Ordinairement ils n'acquièrent qu'un mince volume. M. le Dr A. Guérin n'en a pas trouvé qui fussent plus gros qu'un pois-chiche. Leur caractère, en quelque sorte pathognomonique, dit ce chirurgien distingué, est leur sensibilité extrême. Le plus léger contact y provoque une douleur si vive, qu'on peut à peine en apprécier la consistance par le toucher. Cette variété de polype est bien plus rare que celle qui précède : ainsi le Dr Guérin n'en a rencontré jusqu'ici que chez trois femmes âgées d'une vingtaine d'années, et chez une de ses clientes âgée de cinquante-sept ans.

Observation XIV

(Dr A. Guérin)

Une jeune fille, affectée d'un de ces polypes, étant à la veille de se marier, consulta mon ami le Dr Jacob, qui voulut bien me demander mon avis. Ayant soumis la malade aux inspirations du chloroforme, nous réussîmes à éteindre la sensibilité de la surface cutanée de tout le corps; mais, quand nous voulûmes toucher le polype pour l'exciser, la jeune fille poussa un cri qui nous indiqua, de la manière la plus incontestable, que ce point du corps s'était soustrait à l'anesthésie. Les bonds qu'elle faisait nous obligèrent à continuer l'action du chloroforme, mais vainement, car le polype ne perdit rien de sa sensibilité, et nous fûmes forcés de l'exciser et d'en pratiquer la cautérisation au nitrate d'argent, au milieu des mouvements les plus violents de la malade. (*Maladie des organes génitaux externes de la femme*, par le Dr A. Guérin, p. 386 et 387.)

Observation XV

(Dr Lizé, du Mans)

Le 27 juin 1871, je fus appelé, avenue Saint-Gilles, chez Madame L..., âgée de cinquante-sept ans, qui souffrait depuis longtemps de douleurs vives en urinant, et même en dehors de la miction, dans les divers mouvements qu'elle exécutait pour les soins de son ménage.

En écartant les grandes lèvres, je ne tardai pas à découvrir, au niveau du méat urinaire, une tumeur d'un rouge vif, de la grosseur d'un petit pois rond, assez consistante et d'une sensibilité excessive. Au moyen d'un pédicule très-court, elle s'implantait à 5 millimètres environ du méat, sur la paroi postérieure de l'urèthre, et oblitérait en partie ce conduit. De là venaient très-fréquemment du ténesme vésical et de la dysurie.

Assisté du mari de cette femme, je saisis la tumeur avec une pince-érigne pour en faire l'ablation ; mais immédiatement la malade jeta un cri perçant, qui me fit lâcher prise, et elle s'opposa résolûment à une nouvelle tentative de ma part.

Le lendemain elle m'envoya chercher, après une résolution bien arrêtée, et, à l'aide de deux personnes vigoureuses qui la maintenaient, je pus exciser le polype, qui fournit peu de sang. Un stylet de trousse, chauffé jusqu'au rouge, fut porté sur le point d'insertion du pédicule, et la guérison ne tarda pas à venir.

Remarque. — Les deux observations que nous venons de relater se rapportent évidemment à la catégorie des polypes douloureux.

Pour en finir avec la *symptomatologie* de ces polypes, il nous paraît fort utile de dire quelques mots de l'*examen des voies génito-urinaires*, lorsque la présence d'une de ces tumeurs est soupçonnée dans le canal de l'urèthre féminin.

EXAMEN DES VOIES GÉNITO-URINAIRES

Les différents symptômes de l'affection polypeuse étant reconnus, le praticien procédera alors à l'examen des voies génito-urinaires.

Si le polype est apparent, il suffira pour le reconnaître d'entr'ouvrir la vulve. Sa coloration rouge, qui se détache sur le fond gris ou rosé des organes génitaux, décèlera de suite son existence.

Dans le cas contraire, le praticien touchera alors le canal de l'urè-thre par sa paroi inférieure, pour en apprécier le volume, la souplesse et la sensibilité. S'il le trouve tuméfié et plus consistant dans un point que dans un autre, il le pressera doucement et sur les côtés, avec les doigts en arrière de la partie renflée, pour faire saillir le *polype* entre les lèvres du méat. Dans le cas où cette manœuvre donnerait un ré-sultat négatif, il écartera les lèvres du méat avec les extrémités des branches d'une pince à pansement ou, mieux, d'une pince à polypes légèrement recourbée. L'existence du polype est ainsi facilement con-statée.

Il est à remarquer que le premier mouvement du praticien est de recourir au cathétérisme, pour rechercher quelque corps étranger de la vessie. Mais cette opération est si douloureuse, que son attention est éveillée sur la véritable nature de la maladie.

Le toucher vaginal doit toujours être pratiqué. On peut ainsi sentir que le canal de l'urèthre présente une saillie anormale et forme quel-quefois comme un cylindre résistant. On pourra, en plongeant le doigt dans le cul-de-sac antérieur, déterminer une douleur vive à la pres-sion contre le pubis, douleur qui peut permettre de préciser le siége d'une production morbide.

Par le palper hypogastrique, on pourra, à la rigueur, constater la présence d'une tumeur et son degré de sensibilité.

En se servant d'un stylet boutonné, que l'on introduit dans le canal de l'urèthre, on aura là un moyen de contourner la tumeur, de recon-naître son volume, son point d'insertion, la grosseur et la longueur de son pédicule.

L'urèthre de la femme et si dilatable, qu'il sera possible d'introduire le doigt dans ce canal et de juger ainsi plus directement et plus sûre-ment qu'avec un instrument dirigé même par une main très-habile.

Mais les recherches sont si douloureuses, qu'on ne s'assure guère de ces détails qu'au moment où l'on opère.

On peut, comme le fait habituellement M. le docteur A. Puech, se servir d'un petit spéculum de l'oreille. On obtient ainsi une dilatation considérable du canal de l'urèthre, et on aperçoit immédiatement la tumeur et son siége.

DIAGNOSTIC

On pourrait confondre, à la rigueur, une tumeur plus ou moins saillante au dehors du canal, avec un renversement de la muqueuse de ce conduit.

Dans les deux cas, il y a tumeur d'aspect fongueux ; mais la forme du polype est irrégulière, tandis que celle du prolapsus est toujours circulaire, déprimée au centre.

Le polype a un pédicule, saigne quelquefois au moindre attouchement, tandis que la muqueuse n'en a pas et ne saigne que très-rarement.

La muqueuse ne perd pas ses caractères ; elle est lisse et très-peu sensible au toucher. La tumeur qu'elle forme est plus large à sa base qu'à son sommet.

Plus elle s'allonge, plus elle est épaisse à sa base ; tandis que le pédicule d'un polype devient de plus en plus grêle, au point de se rompre spontanément.

Enfin les urines sortent sans difficulté et sans souffrance par le centre de la tumeur.

On a vu, dans un cas, la muqueuse vésicale elle-même faire saillie au méat urinaire, sous la forme d'une tumeur ayant l'aspect de la troisième phalange du petit doigt.

On peut confondre les polypes de l'urèthre, chez la femme, avec les végétations de ce conduit.

En effet, l'aspect extérieur des uns et des autres peut bien expliquer cette méprise, mais il est un point qui doit établir une ligne de démarcation entre eux et qui a été signalé par M. Alphonse Guérin : c'est que ces végétations sont rarement isolées. Dès qu'il en existe une, plusieurs autres ne tardent pas à se montrer dans le voisinage. Il n'en est pas de même pour les polypes, qui se développent isolément.

« Une femme n'en a ordinairement qu'un, dit M. A. Guérin ; du moins, je n'en ai jamais vu davantage, et je n'ai pas trouvé dans la science d'observation contraire à cette opinion..... »

Autre cause d'erreur. Quelques femmes éprouvent des douleurs dans les aines et dans les lombes, des pesanteurs dans le bassin et sur la partie antérieure des cuisses. Ces symptômes ont été notés par des chirurgiens dignes de foi et ont fait croire à une maladie de matrice, même après un examen complet de la malade.

M. Barthez raconte que M. Velpeau eut à redresser plusieurs erreurs de ce genre dans un laps de temps assez court : ainsi M. Yvan lui présenta une dame souffrant depuis plusieurs années des parties génitales externes, et qui avait subi toute sorte de traitements pour des maladies autres que la sienne.

Elle portait dans le canal de l'urèthre un polype.

On lui avait cautérisé le col de l'utérus à plusieurs reprises, sans songer à examiner l'urèthre.

M. Velpeau fut encore appelé auprès d'une dame qui souffrait de l'urèthre depuis longtemps, et qui éprouvait en même temps des pesanteurs au bas-fond de la vessie, au rectum et à la matrice.

L'urèthre contenait une tumeur qui avait énormément distendu le canal et qui avait le volume d'un œuf.

Dans le *Journal de chirurgie* de Malgaigne (t. XVIII p. 115), on cite le cas d'une femme de quarante-huit ans qui présentait tous les symptômes d'une maladie de matrice, et que Lisfranc traitait à ce point de vue.

Plus tard, l'examen des parties génitales fit constater, à l'entrée du méat urinaire et à la partie inférieure de ce méat, une *petite excrois-*

sance charnue, molle, du volume d'un gros pois, tranchant sur les parties voisines par sa coloration d'un rouge vif et adhérant fortement à la muqueuse.

On peut aussi confondre les polypes uréthraux avec les polypes vésicaux.

Rien n'est aussi difficile, en effet, que de reconnaître avec quelque certitude les polypes de la vessie et de les différencier d'avec ceux de l'urèthre. Si le cas se présentait, le chirurgien s'assurera :

1° Par le cathétérisme, que le canal de l'urèthre est perméable dans toute sa longueur;

2° Il se rappellera ensuite que l'accident auquel les polypes de la vessie donnent lieu le plus ordinairement est l'*hématurie.*

L'hématurie peut être abondante, au point d'épuiser les malades, alors qu'elles ont subi depuis longtemps les souffrances dues à des calculs vésicaux et au catarrhe vésical.

Mais comment porter un diagnostic, dans l'hypothèse d'une tumeur, à la seconde période de son développement, alors qu'elle franchirait le col de la vessie ?

C'est là, avouons-le, une difficulté bien grande à résoudre.

Au début, les polypes de l'urèthre pourraient être encore confondus avec le cancer; car, dans les affections cancéreuses, on trouve, comme pour les polypes uréthraux, les mêmes symptômes, c'est-à-dire : hémorrhagies, dysurie, ténesme vésical, coït douloureux, etc.

Mais, lorsque l'affection cancéreuse a pris un certain développement, cette confusion ne peut plus avoir lieu. L'irrégularité de la tumeur cancéreuse, l'induration des parties environnantes, le liquide d'une odeur fétide, caractéristique, qui s'écoule de l'urèthre ; — ajoutons à cela l'état cachectique de la malade et sa couleur jaune paille : — voilà des symptômes trop précis pour induire en erreur.

PRONOSTIC

Le pronostic de ces tumeurs n'est jamais sérieux, quoiqu'elles soient sujettes à récidiver.

La plus grave conséquence de leur présence, comme nous l'avons déjà dit, c'est la modification du calibre du l'urèthre et la procidence de la muqueuse, qu'elles peuvent amener à la longue.

Leur plus grave inconvénient consiste dans la gêne qu'elles apportent à l'excrétion de l'urine.

Leur présence, en tenant le système nerveux dans un état d'excitation extrême, tourmente et préoccupe les malades ; aussi le chirurgien se trouve-t-il dans l'obligation d'en débarrasser les malades le plus promptement possible.

TRAITEMENT

Le traitement comporte deux indications principales :

1° Combattre l'hypéresthésie du système nerveux, qui est la conséquence de l'état local ;

2° Enlever la cause des douleurs.

A dire vrai, le plus souvent l'hypéresthésie cesse avec l'opération, mais parfois aussi il n'en est rien, et il faut recourir à un traitement spécial.

M. le docteur A. Puech est dans l'habitude de faire prendre aux deux principaux repas 50 centig. de bromure de sodium dans 30 grammes de sirop d'écorce d'oranges amères. Il attribue à cette médication le fait d'avoir pu, dans un cas, se dispenser de l'extirpation.

Tous les auteurs commencent généralement le traitement par l'opération. Il est cependant une exception :

Le médecin de St-Lazare, le docteur Chiron, de Paris, procède différemment, et dit s'être bien trouvé du traitement suivant :

1° Insufflation matin et soir d'iodoforme, en poudre impalpable, au moyen d'un tuyau de plume introduit dans l'urèthre et d'une petite poire en caoutchouc;

2° Badigeonnages tous les trois jours, sur la région lombaire, avec de la teinture d'iode;

3° Aux deux principaux repas, 1 gramme de bromure de potassium dans du sirop d'écorce d'oranges amères.

Après avoir ainsi amené la disparition de la sensibilité morbide, il pratique ensuite l'ablation des polypes.

Quant au traitement local, qui est le point important, il varie suivant la nature et le volume des tumeurs. Les gynécologistes ne parlent, il est vrai, que de l'extirpation comme moyen de guérison, et pourtant cette lésion est de si petite importance, qu'elle ne saurait toujours comporter l'opération. Du reste, il est beaucoup de malades qui refusent de s'y soumettre.

La *cautérisation,* chez ces malades pusillanimes, est le moyen à employer.

La cautérisation au nitrate d'argent, qui réussit souvent, est quelquefois insuffisante.

Le *nitrate acide de mercure* a une action plus profonde que le crayon, mais il est excessivement douloureux.

A tous ces caustiques, Edis préfère l'*acide chromique,* dont l'usage est facile, peu pénible pour la malade, et dont les effets sont radicaux.

Voici comment il s'en sert :

Il prend une allumette, à l'extrémité de laquelle il met une petite boulette de coton, qu'il trempe dans une solution concentrée d'*acide chromique*, et exprime sur la tumeur cette sorte de petit tampon.

Quant aux parties environnantes, elles sont garanties avec de la ouate et du *carbonate de soude*, qui neutralise l'effet d'un excès d'acide.

Dans son travail (*Bristish medic. Journal*, n° 692), il publie cinq observations, qu'il ne cite que comme exemples parmi un nombre plus considérable de succès.

L'*acide azotique anhydre* est encore un caustique que l'on peut employer pour détruire ces polypes.

Lorsque l'on cautérise avec le nitrate d'argent, il faut prolonger le contact du crayon avec les parties à détruire, en ayant soin de protéger les parties voisines de *charpie sèche*, ou, mieux, d'humecter *avec de l'eau salée* les parties sur lesquelles on ne veut pas que le nitrate agisse.

Certains chirurgiens, et parmi eux le professeur Courty (de Montpellier), proposent la *cautérisation au fer rouge:*

« Lorsque l'excroissance est dans le voisinage du méat urinaire, dit M. Courty, même à une certaine profondeur, on peut encore atteindre cette excroissance à l'aide d'un tout petit cautère rougi à la lampe à alcool (lampe à souder), en ayant soin de protéger la paroi opposée de l'urèthre à l'aide d'une curette de Récamier. J'ai guéri de cette dernière manière, et presque sans douleur, des excroissances uréthrales chez plusieurs malades.

»Après l'opération, on fait prendre à la femme un bain de siége frais, ou faire sur la vulve des fomentations froides et astringentes. »

Le fer rouge exerce, en effet, une action puissante et détruit rapidement un polype; mais il faut bien limiter les points où il porte, car les tissus peuvent être intéressés, et leur brûlure est parfois suivie d'une cicatrice qui constituera un rétrécissement des plus sérieux, comme M. Caudmont l'a observé chez une femme âgée de quarante ans.

Après la cautérisation, trois autres moyens sont employés pour détruire les polypes du canal de l'urèthre chez la femme. Ce sont :

    1° La dessiccation;

2° La ligature;

3° L'excision.

1° DESSICCATION. — La dessiccation a été employée par MM. Garu et Caudmont.

M. Garu applique sur la tumeur une poudre composée, par parties égales, de *sabine* et d'*alun pulvérisé*.

Ces topiques auraient pour but d'oblitérer les vaisseaux nourriciers et, par suite de les flétrir.

M. Caudmont s'est servi d'*eau blanche* fortement chargée d'extrait de saturne.

Mais, dans ces deux cas, la production morbide était saillante au dehors de l'urèthre.

2° LIGATURE. — La ligature est une opération qui a le double avantage de ne pas effrayer les malades et de ne point exposer à l'hémorrhagie.

Pour la pratiquer, on se sert de fils métalliques ou de soie, d'un serre-nœud ou encore d'un écraseur.

Voillemier n'est nullement partisan de cette méthode. Voici les arguments qu'il donne : « Cette opération, dit-il, est d'abord douloureuse, puis d'une exécution difficile. Comme la tumeur présente une faible résistance, on ne peut la tirer avec la pince sans risquer de la déchirer, si la traction est assez forte.

» De plus, par le fait seul de cette traction, elle est portée en avant et dans une situation oblique, qui ne permet pas au fil d'étreindre fortement son pédicule à la base. »

Voillemier cite plusieurs observations, où il montre que les tumeurs ont rapidement repullulé toutes les fois que la ligature a été employée, et l'on a été obligé, pour détruire le pédicule, de recourir à des cautérisations énergiques et même à une nouvelle opération.

Henri Picard, Thompson, partagent l'opinion de Voillemier.

Le docteur Sirus Pirondi (professeur de pathologie externe et de médecine opératoire à l'École de Marseille) s'inscrit en faux contre l'opinion si absolue émise par ces éminents chirurgiens. Il cite quatre observations (*Traité des maladies des voies urinaires*, p. 258, 259, 260 et 261) de malades atteintes de polype traité par la ligature, et affirme qu'il n'y a jamais eu de récidive.

Notre opinion est celle du docteur Pirondi. M. le docteur A. Puech, médecin en chef de l'Hôtel-Dieu de Nimes, a presque toujours obtenu d'*excellents résultats* de la ligature.

3° Excision. — L'excision est le moyen le plus généralement employé pour enlever et guérir les polypes de l'urèthre.

Le docteur A. Rewas Jackson, de Chicago (dans son travail consigné dans les Comptes rendus de la Société américaine de gynécologie pour l'année 1878), insiste avec raison sur l'extrême fréquence de ces tumeurs, les unes pédiculées, les autres aplaties, très-sensibles, saignant avec une facilité extrême, décrites sous le nom générique de *caroncules de l'urèthre* et caractérisées par des douleurs de l'excrétion urinaire (pression, douleurs, brûlure et envies fréquentes d'uriner). D'après cet auteur, les douleurs provoquées par ces polypes sont tellement intolérables, qu'au bout de deux jours les malades, filles ou femmes, réclament avec instance l'examen local.

Le docteur Jackson emploie contre ces caroncules l'*extraction*. « L'extraction, dit-il, est le seul moyen radical, et je le préfère à l'excision suivie d'une cautérisation soignée de la surface saignante avec l'acide azotique fumant... » Pour faciliter l'enlèvement de ces caroncules, il a imaginé un spéculum uréthral analogue, par sa construction, au spéculum vaginal de Fergusson, avec extrémité fermée et une fente allongée sur l'une des faces, dans laquelle la caroncule peut s'engager, être facilement extraite et ensuite cautérisée. Il a imaginé, à cet effet, trois spéculums de divers calibres, dont le calibre moyen et le plus souvent employé a 2 pouces et demi de longueur (50 millimètres) et un pouce et demi (36 millimètres) d'épaisseur. Concurremment, il emploie la dilatation rapide de l'urèthre avec l'index, qui, d'après lui, est le meilleur moyen de faire disparaître le ténesme concomitant.

Nous ne discuterons pas la valeur du traitement du docteur Jackson. Nous pensons que l'*excision* est encore ce qui convient le mieux. Si les manœuvres nécessitées par l'*excision* suivie de cautérisation sont douloureuses, celles que nécessite l'*extraction* le sont bien plus et surtout se prolongent davantage.

L'excision est employée par le plus grand nombre des chirurgiens. Voici comment on procède :

On fait coucher la malade en travers sur un lit, et on confie à deux aides, comme pour l'examen au spéculum, les membres inférieurs fléchis.

Quand la base du polype est visible à l'extérieur, il suffit de la saisir avec une pince à dent et de l'enlever avec des ciseaux.

Quand une partie seulement est visible à l'extérieur, on peut essayer de la faire saillir en appuyant avec l'index gauche, introduit dans le vagin, sur la paroi inférieure de l'urèthre. Si la base de la tumeur apparaît, on la saisit et on l'excise comme dans le cas précédent.

Si l'on né peut y parvenir, le chirurgien introduit alors avec la main droite un spéculum d'oreille ou une pince à polype très-courbe, après avoir eu évidemment le soin d'écarter les petites lèvres, avec le pouce et l'index de la main gauche portée en pronation. Quand il a suffisamment examiné l'état des parties, il confie les branches de la pince à polype à un des aides. Ses deux mains sont ainsi redevenues libres. Avec la gauche, munie d'une pince à dent de souris, il saisit la tumeur au-dessous de son renflement et la tire légèrement à lui. Avec la main droite, armée de ciseaux courbes, il incise le pédicule d'un seul coup, prenant soin d'emporter en même temps une certaine épaisseur des tissus sur lesquels s'implante la tumeur.

L'urèthre de la femme, très-dilatable dans le jeune âge, ne l'est plus dans la vieillesse ; aussi, dans un cas où le polype s'implantait à 1 centimètre du méat urinaire, Demarquay fut-il obligé d'inciser l'urèthre sur sa paroi inférieure pour rechercher la base de la tumeur, qu'il excisa et cautérisa.

Il faut, après l'opération, se mettre en garde contre deux accidents qui ont été observés plusieurs fois. Nous voulons parler :

1° De l'hémorrhagie,

2° De la récidive.

M. Amédée Forget (*Bulletin de thérapeutique*, 1843) rapporte un exemple fort intéressant d'hémorrhagie : « En 1837, dit-il, j'avais assisté Lisfranc dans une excision d'un très-petit polype qu'il fit à la femme d'un de nos confrères. Une heure après l'opération, cette femme fut prise d'une syncope. Appelés en toute hâte, nous la trouvons pâle, le pouls faible. Nous la découvrons, dans la pensée qu'une hémorrhagie était seule capable d'avoir produit des accidents de cette nature; il n'y avait aucune trace de sang dans le lit. L'hémorrhagie avait eu lieu cependant, mais à l'intérieur de l'urèthre. Versé à la surface de ce conduit, le sang avait reflué dans la vessie, qui avait pris un développement considérable.

Dans ce cas, il suffit de comprimer le canal de l'urèthre avec un doigt porté sous la symphyse; c'est ce que je fis, et les accidents cessèrent.

Si le moyen employé par M. Amédée Forget avait été insuffisant, il eût été facile d'arrêter l'hémorrhagie en introduisant dans l'urèthre une grosse sonde, qui aurait comprimé directement les orifices des vaisseaux ouverts.

Néanmoins, une hémorrhagie aussi abondante est rare chez la femme et la jeune fille. L'hémorrhagie peut, en effet, se manifester après une excision profonde ; mais elle prend rarement des proportions dangereuses.

Chez des enfants, Guersant a dû abandonner l'excision, à cause des écoulements sanguins qui se manifestent fréquemment et avec abondance.

Quoi qu'il en soit, que l'écoulement sanguin s'arrête de lui-même ou qu'il soit peu considérable, il est bon de le prévenir en cautérisant la plaie du canal, aussitôt après que l'excision est terminée. « Cette précaution, dit Voillemier, me semble si utile que je la regarde comme faisant partie de l'opération ; je ne l'ai jamais négligée et je n'ai eu qu'à m'en féliciter. »

Après avoir excisé la tumeur, le chirurgien ne retirera donc pas tout de suite le spéculum ; il profitera, au contraire, de la présence de cet instrument pour éponger la plaie avec soin et pour en toucher le fond avec du nitrate d'argent.

Il ne devra pas craindre de pratiquer une cautérisation énergique, parce qu'alors elle aura le double avantage de prévenir une hémorrhagie et de mortifier les parties de la tumeur qui auraient échappé à l'action des ciseaux. Cette cautérisation doit être *immédiate*, car elle est alors plus facile qu'ensuite, Velpeau s'étant trouvé, au dire de Barthez, presque dans l'impossibilité d'appliquer le caustique quelques jours après l'opération, même au moyen d'une sonde porte-caustique. La tuméfaction qui accompagne toute plaie récente et le spasme de l'urèthre offrent, si l'on retarde la cautérisation, beaucoup de difficulté à l'entrée du caustique dans l'urèthre. Il faut donc pratiquer la cautérisation aussitôt après l'excision de la tumeur. On applique alors le caustique avec sûreté, puis on n'est pas obligé de se servir d'une sonde porte-caustique.

D'après M. Voillemier, la syphilis communiquerait aux polypes une gravité plus considérable, en ce sens que la récidive en serait bien plus à craindre. Pour l'éviter, il faudrait soumettre les malades à un traitement antisyphilitique.

Dans quelque cas, on s'est vu contraint d'exciser l'urèthre en même temps que la tumeur, pour mettre fin à la maladie.

Telles sont les différentes méthodes de traitement. Mme Boivin et Dugès, sir James, disent bien avoir retiré de bons résultats d'une bougie à demeure ; quelques chirurgiens, de bougies enduites de substances médicamenteuses destinées à diminuer l'irritation, mais nous ne croyons guère aux bons effets d'un pareil traitement. En tout cas, il n'est plus usité aujourd'hui.

CONCLUSIONS

Nos conclusions principales sont les suivantes :

1° La guérison spontanée de ces polypes est un fait exceptionnel dans l'histoire de ces tumeurs, et il est toujours indispensable d'agir localement pour les détruire.

2° Ces polypes ne présentent aucune gravité, et, malgré leur tendance à récidiver, il est toujours facile de les guérir.

3° S'il est vrai que ces tumeurs, très-communes chez les femmes, se développent surtout dans la période moyenne de la vie, ce principe n'est pourtant pas *absolu*, car il n'est pas très-rare d'observer à tout âge ces productions anormales, depuis l'âge de trois ans, huit ans, dix ans, jusqu'à soixante-quinze ans.

4° Ces tumeurs, dont le siége de prédilection est en général sur la paroi inférieure de l'urèthre, ne sont point de nature syphilitique et dépendent plutôt d'une cause locale d'irritation.

5° Elles doivent être anatomiquement rangées dans la classe des hypertrophies papillaires et dans la variété remarquable par le développement des vaisseaux.

6° Les polypes sont quelquefois *très-douloureux*. N'y aurait-il pas lieu de penser que cette hyperesthésie est due à la présence de l'*élément nerveux*?

7° La *cautérisation* et la *ligature* sont de bonnes méthodes de traitement de ces tumeurs et conviennent surtout aux malades *pusillanimes ;* mais l'*excision* nous paraît préférable, lorsque les malades sont *courageuses*, en raison des excellents résultats qu'elle donne. L'hémorrhagie qui accompagne l'excision est si insignifiante, qu'elle ne peut inspirer de craintes.

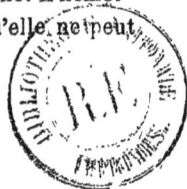

www.ingramcontent.com/pod-product-compliance
Lightning Source LLC
Chambersburg PA
CBHW050543210326
41520CB00012B/2691